Spirituell räuchern

Bedienungsanleitung

Tanja Alexa Holzer

Wortfeger Media GmbH, Schweiz
www.Wortfeger.ch

November, 2016
ISBN 978-3-906095-77-6

Die Deutsche und Schweizer Nationalbibliotheken verzeichnen diese Publikation in der Nationalbibliografie;
detaillierte bibliografische Daten sind im Internet über www.dnb.de und www.nb.admin.ch abrufbar.

Dem Räuchern begegnen

Dieses Buch ist eine Bedienungsanleitung für das spirituelle Räuchern, ideal für Anfänger. Sie erfahren, was Sie für Zubehör benötigen und wie Sie praktisch im Alltag räuchern – Schritt für Schritt beschrieben. Ein ABC geläufiger Räucherwerke sowie die Zuordnung zu den wichtigsten Themen, anlässlich der geräuchert wird, sind ebenfalls Teil dieses Buches. Bewusst habe ich auf ausführliche botanische Erklärungen der Pflanzen verzichtet. Darüber gibt es Literatur von Fachleuten. Ich bin die Praktikerin, die sich hauptsächlich für die energetische Wirkung interessiert. Dieses Interesse teile ich gerne mit Ihnen.

Über 10 Jahre lang betrieb ich online einen Shop, der sich auf Duftstoffe aller Art spezialisierte. Vor allem die Räucherstoffe bildeten einen grossen Teil des Sortiments. Ich las schon immer viel über spirituelle Themen. An einer Meditationsschulung erlebte ich einst hautnah die energetischen Wirkungen des Räucherns und seither liess mich dieses Thema nicht mehr los. Diese uralte Tradition fasziniert mich bis heute. Ich räuchere vieles, einheimische Pflanzen wie auch exotischen, speziellen Weihrauch. Am liebsten probiere ich alles selbst aus. Ich muss den Duft selbst riechen und die energetische Veränderung persönlich wahrnehmen. Damit habe ich nur gute Erfahrungen gemacht und deshalb lade ich Sie herzlich ein, das hier Beschriebene selbst praktisch auszuprobieren.

Vor zehn Jahren fand Google mit dem Suchbegriff «Räuchern» hauptsächlich Techniken des Räucherns von Lebensmitteln wie Fisch oder Käse. Heute erfreut sich das spirituelle Räuchern von Kräutern, Hölzern und Harzen einer immer grösseren Beliebtheit. Selbst Menschen, die nichts mit Spiritualität zu tun haben, reagieren darauf spontan oft sehr positiv. Ich erinnere mich, als ich erstmals das Zuhause meines Vaters räucherte. Sein allgemeines Vertrauen in meine Person liess ihn wohl zustimmen, geheuer war ihm aber meine Idee nicht. Mit einem Netzgefäss, glühender Kohle und darauf brutzelndem Weihrauch wanderte ich durch seine Wohnung, streckte mich in alle Ecken, verteilte den Rauch in alle Nischen und nebelte alles zünftig ein. Er sass am Wohnzimmertisch und beobachtete mein Tun mit grossen Augen. So etwas hatte er als analytischer Karriere- und Büromensch noch nie gesehen. Sein Feedback auf diese erste Räucheraktion verblüffte mich. «Es ist irgendwie heller geworden, freundlicher», waren seine Worte. Seither fragte er mich regelmässig: «Räucherst du mal wieder?»

Die Tradition des Räucherns stammt ursprünglich aus dem Schamanismus, wird aber heute von allen angewendet – spirituellen wie nicht so sehr spirituellen Menschen. Das Werkzeug des Räucherns für sich zu nutzen, ist vergleichbar mit alternativen Behandlungsmethoden. Grundsätzlich ist es längst nichts Besonderes mehr, das Räuchern ist «salonfähig». Den mystischen Touch wird die Tradition wohl nur schon allein aufgrund des Rauches beibehalten.

Geräuchert wird seit jeher aus folgenden Hauptgründen:

- Spiritualität, Rituale, Transzendenz
- Reinigung von Räumen, Menschen und Situationen
- Wohlfühlen, Genuss, Wellness für die Seele

Immer mehr Menschen leuchtet es ein, dass sich Energien in Häusern, Wohnungen und an Gegenständen festsetzen können. Selbst in unserer persönlichen Körperenergie können sich fremde oder negativ veränderte Energien einnisten, die uns dann heimlich im Alltag beeinflussen oder stören können. Süchte sind beste Beispiele für ungute Ballungen in unserem Energiesystem.

Für meinen Geschmack ist es ganz logisch, dass Energien eines Geschehens, Denkens oder Fühlens auf die Umgebung einwirken. Geschieht etwas öfters an einem bestimmten Ort, so ist die energetische Prägung stärker und hartnäckiger. Das Mass der energetischen Prägung oder «Verschmutzung» hängt also von der Intensität sowie der Häufigkeit der Beeinflussung ab. Bei einer Sucht wiederholt sich ein ungutes Handlungsmuster ständig und jede Wiederholung verstärkt die Energieballung im System.

Wirkung:
Räuchern löst energetische Prägungen. Wenn etwas jedoch genug oft in eine Richtung betrieben wurde, ist es auch nicht mit nur einem Rutsch in die Gegenrichtung wieder erledigt. Wiederholte Anwendungen können also notwendig sein, bei zünftigen Suchtprägungen sowieso. Jedoch sollte bei jeder Anwendung eine Verbesserung der energetischen Atmosphäre spürbar werden.

Räuchermischungen oder einzelne Stoffe?
Manche Räucherfreunde sind gegen fertige Mischungen, ich bin dafür. Auf dem Markt gibt es

sehr gute Räucherungen, die von Fachleuten mit viel Erfahrung und oft auch in meditativem Zustand gemischt werden. Nicht alle Räucherstoffe lassen sich gleich gut einzeln räuchern. Im Gegenteil, manche wirken alleine sogar unangenehm oder stinken. Selber zu mischen, kann viel Freude bereiten und bietet Gelegenheit für ein kleines Ritual. Geniessen Sie Räucherwerk als Mischung, fertig gekauft, selbst gemischt, oder einzeln – ganz wie Sie mögen.

Räuchern oder Räucherstäbchen?

Das Räuchern verhält sich in seiner Intensität zu einem Räucherstäbchen wie ein Schnellzug zum Fahrrad. Ein Räucherstäbchen ist gut für zwischendurch, um eine Stimmung anhand eines Duftimpulses in die gewünschte Richtung zu stupsen. Das Räuchern ist in seiner Wirkung zig mal stärker.

Eine kleine Warnung zu Räucherstäbchen: Manche Duftnoten sind nur zu erreichen, in dem ein Stäbchen in ätherischem Duftöl getränkt wird. Im Verkauf gibt es viele Räucherstäbchen mit synthetischen Ölen. Mit solchen Billigstäbchen tun Sie sich weder energetisch noch gesundheitlich etwas Gutes! Verwenden Sie lieber natürliche Räucherstäbchen, Räuchern Sie gleich richtig intensiv oder lassen Sie es für den Moment ganz.

Jeder Mensch muss im Grunde seinen eigenen Zugang zu den Räucherwerken und Anwendungen finden. Dies geht am einfachsten mit dem Ausprobieren. Die Praxis allein zeigt, was die einzelnen Mittel bewirken, was sich eventuell unangenehm anfühlt und was wohltuend. Das Räuchern ist wie eine spannende, facettenreiche Reise, auf der vieles erlebbar ist. Wie wir oder unsere Umgebung auf eine Räucherung reagieren, hat oft auch mit der individuellen Tagesverfassung zu tun oder mit aktuellen Lebensthemen. Dasselbe Räucherwerk wird immer wieder neu erlebbar. Somit ist alles, was Sie hier nachlesen können, einfach als Information und Inspiration gedacht. Versuchen Sie alles nach Herzenslust aus. Die Entdeckungsreise endet nie und macht unendlich viel Freude.

Ich wünsche Ihnen ganz viele duftende, überraschende, erkenntnisreiche, lösende, heilsame und wohltuende Räuchermomente!

Räucherarten

Was brauchen Sie zum Räuchern?

Grundsätzlich gibt es drei verschiedene Möglichkeiten, um zu räuchern:

- mit Räucherkohle
- über einem Teelicht
- mit Räucherbündel und Sticks

Räuchern mit Räucherkohle

Dafür benötigen Sie ein Räuchergefäss. Drei hauptsächliche Varianten von Räuchergefässen sind auf dem Markt erhältlich: Räucherschalen, Netzgefässe oder Weihrauchbrenner. Bei einem Netzgefäss legen Sie die Räucherkohle direkt auf das Netz. Bei diesem Gefäss benötigen Sie keinen Räuchersand. In eine Räucherschale füllen Sie hingegen zuerst Sand, so dass ihr Boden mindestens einen bis zwei Zentimeter gedeckt ist. Der Sand dämmt gut Hitze. Verwenden Sie Quarzsand, entweder den in Shops angebotenen Räuchersand oder Vogelsand, den Sie in jedem Laden mit Haustierabteilung finden.

Wichtig: Trotz Sand oder Netz kann das Räuchergefäss sehr heiss werden. Stellen Sie es deshalb unbedingt und immer auf einen feuerfesten Untersatz. Der Sand verhindert normalerweise, dass Ihr Gefäss durch die Hitze Schaden nimmt.

Nehmen Sie eine Räucherkohletablette und entzünden Sie diese an mehreren Seiten. Legen Sie die Räucherkohle auf den Sand oder das Netz und lassen Sie sie in Ruhe durchfunken. Dabei wandern kleine Funken durch die Kohle. Ist dies geschehen, beginnt die Tablette zu glühen und strahlt die nötige Hitze aus. Die meisten Kohletabletten haben oben eine kleine Einbuchtung, in die sie beliebig Räucherwerk legen können.

Sie benötigen:

- Räuchergefäss: Schale oder Netzgefäss
- Räuchersand
- Räucherkohle
- feuerfesten Untersatz
- Räucherwerk
- Feuerzeug/Streichhölzer
- Ofenhandschuh/-lappen

Optional:

- kleinen Löffel, um das Räucherwerk gut zu dosieren
- Räucherzange, um die Kohletablette besser fassen zu können
- Kerze, an der sich die Kohle gut entzünden lässt, funktioniert besser als direkt an Streichhölzern oder Feuerzeug

Das Räuchern mit Kohle eignet sich für:

- alle Räuchermittel: Harze, Hölzer, Kräuter

Tipp: Probieren Sie nach Möglichkeit diverse Räuchergefässe aus. Nicht jedes Gefäss liegt jedem gleichermassen. Manche eignen sich besser für zu Hause, andere für unterwegs – und nicht jedes ist gut tragbar.

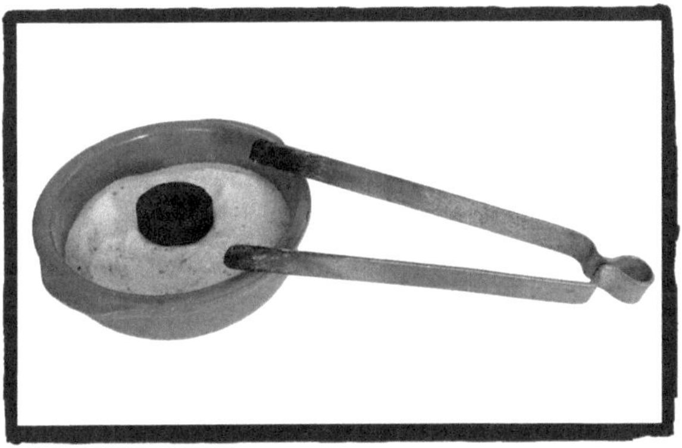

Feuerfestes Tongefäss mit Sand gefüllt,
auf dem Sand die Räucherkohle,
Kupferzange für das optimale Fassen
der Kohletablette

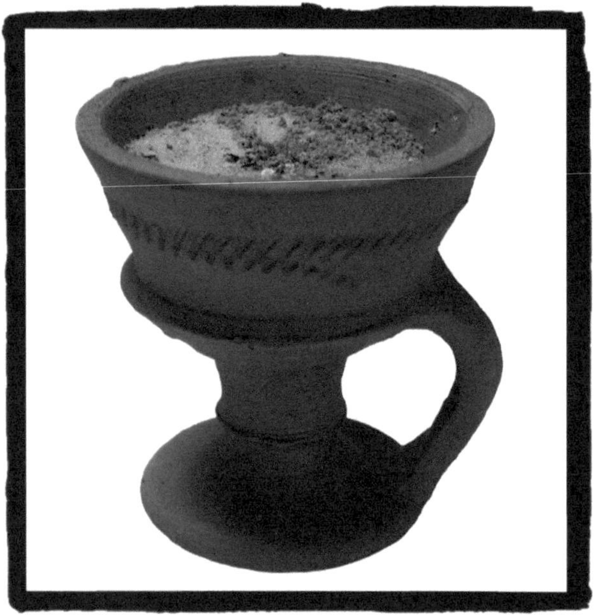

Feuerfestes Tongefäss mit handlichem Griff,
mit Sand gefüllt zum Räuchern mit
einer Kohletablette,
angenehm leicht und somit auch
für längere Rituale geeignet

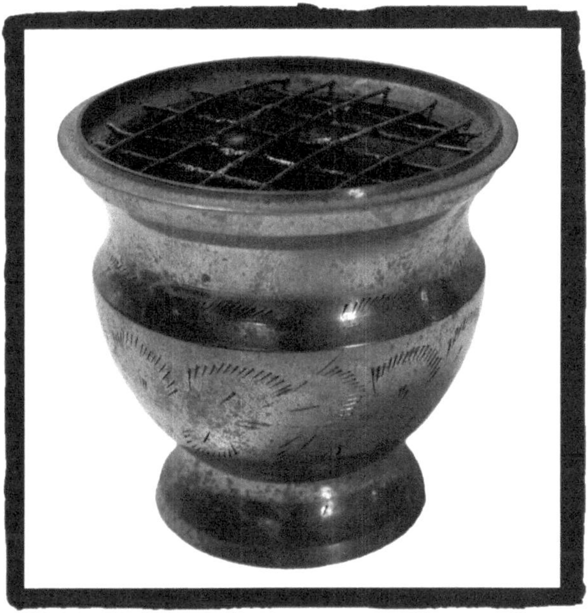

Netzgefäss aus Messing,
Kohletablette wird auf das Netz gelegt
und profitiert dort von optimaler
Luftzufuhr von allen Seiten,
zum Räuchern ohne Sand

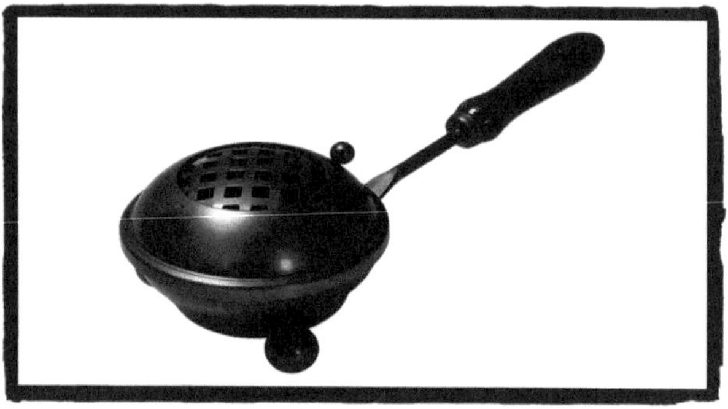

Räucherpfanne mit Holzgriff,
innen herausnehmbares Sieb, worauf eine Kohletablette gelegt wird, zum Räuchern ohne Sand, angenehm zu tragen

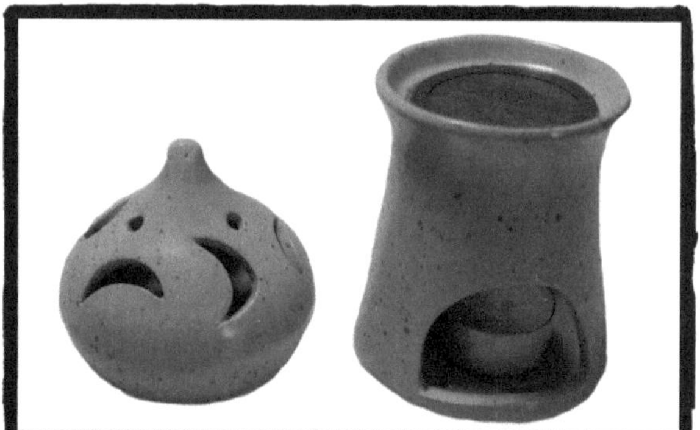

Räuchergefäss aus Ton mit Deckel & Sieb,
zum Räuchern von Harzen direkt auf dem Sieb über dem Teelicht, wird ohne Sand & Kohle verwendet, für festen Standort geeignet

Räuchern über dem Teelicht

Diese Art des Räucherns ist eher modern und entspringt, meines Wissens nach, keiner wirklichen Tradition. Erst seit wenigen Jahren werden sogenannte Harz- oder Weihrauchbrenner angeboten. Diese Brenner bestehen aus einem meist metallenen Gestell mit Teelichthalter, über dem ein Sieb angebracht ist. Idealerweise achten Sie beim Kauf eines solchen Harzbrenners darauf, dass dieses Sieb in der Höhe verstellbar ist. So können Sie je nach Räucherwerk den Abstand zur Teelichtflamme variieren. Die Anwendung eines solchen Weihrauchbrenners ist ganz einfach: Teelicht anzünden, Harztränen auf das Netz legen, geniessen! Die Harze brutzeln gemächlich vor sich hin und verströmen dabei den Duft. Diese Art des Harzverbrennens ist sanfter, entwickelt weniger Rauch – ist aber meiner Meinung nach auch eine Spur weniger intensiv in der Wirkung und im Erleben. Der Feueraspekt ist bei dieser Räucherart sanfter, was den reinigenden Effekt etwas abschwächt. Dafür ist diese Räuchervariante für solche, die Rauch schlecht ertragen, eindeutig angenehmer.

Dafür benötigen Sie:

- Harz- oder Weihrauchbrenner
- Teelicht
- Räucherharz
- Feuerzeug/Streichhölzer

Optional:

- kleinen Löffel, um Harze gut zu dosieren

Räuchern über dem Teelicht eignet sich:

- nur für Räucherharze, nicht ideal für Kräuter und Hölzer

Praktisch:

Manche Harzbrenner sind mit einer kleinen Schale auch als Duftlampe nutzbar.

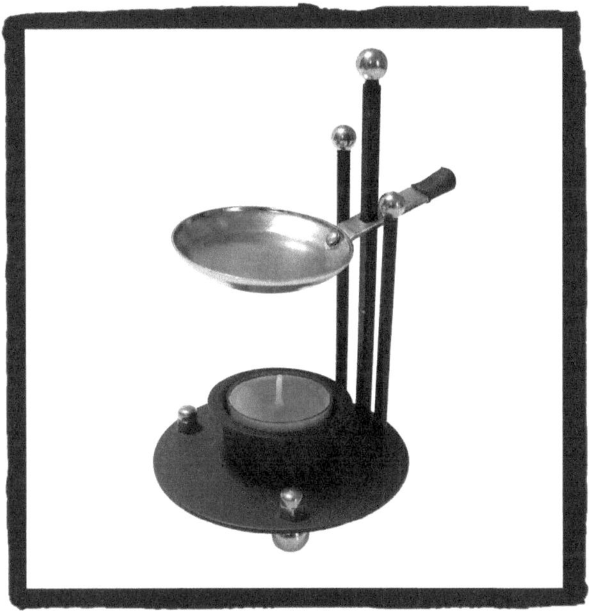

Verstellbarer Weihrauchbrenner
mit Teelicht, weniger Rauchentwicklung,
sanftere Atmosphärenreinigung,
für Rituale nicht so geeignet,
da schlecht zu tragen

Räuchern mit Bündel und Stick

Der Räucherbündel/-stick gründet bei den Indianern in einer langen Tradition. Ein solcher Stick besteht im Grunde einfach aus zusammengebundenen Blättern oder Zweigen, umwickelt meist von einem farbigen Garn oder einem Stück Schnur. Der bekannteste Räucherbündel ist der aus den Blättern des weissen Salbeis, der auch bei Schwitzhüttenritualen eingesetzt wird.

Die Anwendung ist sehr einfach: Bündel in die Hand nehmen und die Bündelspitze in eine Flamme halten, bis die Blätter an den Rändern zu glühen beginnen. Pusten kann während des Räucherns helfen, die Blätter am Glühen zu halten. Der Bündel erlischt nämlich sonst gerne von selbst. Zum sicheren Ablöschen tauchen Sie die glühende Seite des Sticks am besten in den Sand. Legen Sie ihn dann sicherheitshalber entweder auf den Sand oder in eine feuerfeste Schale.

Nachteil:

Bündel werden nur mit bestimmten Räucherwerken angeboten, deshalb ist die Auswahl nicht riesig.

Option:

Sie haben einen eigenen Garten oder zumindest einen grünen Daumen? Kräuterbündel lassen sich gut auch aus einheimischen Pflanzen binden! Idealerweise binden Sie die Pflanzen bereits kurz nach der Ernte satt zusammen und hängen sie mit den Stielen nach oben zum Trocknen auf. Unser heimischer Salbei oder Pfefferminze riechen beispielsweise geräuchert fantastisch.

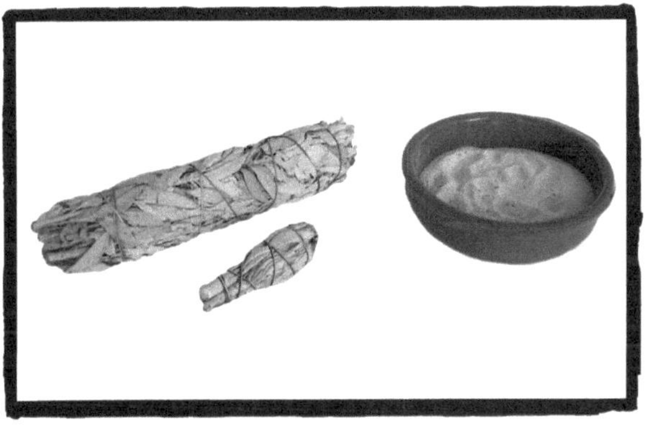

Salbei-Räuchersticks gross & klein,
feuerfeste Schale mit Sand gefüllt,
um den glühenden Stick nach dem Räuchern
im Sand zu löschen

Räuchervorgang

Vorbereitung:
Idealerweise befinden Sie sich in einer konzentrierten, ruhigen Stimmung. Falls Sie regelmässig meditieren, stimmen Sie sich am besten mit einer Meditation darauf ein, was Sie mit dem bevorstehenden Räuchern erreichen möchten. Schliessen Sie alle Fenster, so dass die Wohnung keinem Durchzug ausgesetzt ist und der Rauch vorerst auch nirgends entweichen kann.

Räuchern:
Wählen Sie eine der erwähnten Methoden, um Ihr Räucherwerk zu verbrennen: auf Räucherkohle, über dem Teelicht oder als Bündel. Geniessen Sie die ersten Rauchschwaden wie einen erfrischenden Morgengruss. Entweder können Sie das Räuchern einfach so geniessen oder Sie wandern mit Ihrem Räucherwerk durch die Räume, die Sie energetisch beeinflussen möchten.
Vorsicht: Nehmen Sie unbedingt einen Topflappen zur Hand, mit dem Sie das Räuchergefäss gut und sicher halten können! Beim Umherwandern zuhause mit der glühenden Kohle oder dem brennenden Teelicht geschehen die meisten Unfälle. Spazieren Sie also bitte nur damit

herum, wenn Sie sich sicher fühlen. Halten Sie das Räuchergefäss in alle Ecken und Nischen, in denen sich unerwünschte Energien einnisten können. So kann der Rauch am besten an diesen oft windstillen und bewegungsarmen Stellen wirken. Anschliessend stellen Sie das Gefäss auf die feuerfeste Unterlage zurück und lassen die Kohle dort ausglühen, bis sie von selbst erlischt. Einen Räucherstick löschen Sie im Sandband, damit er ein anderes Mal wiederverwendet werden kann.

Abschluss:
Ist Ihre energetische Arbeit getan, öffnen Sie alle Fenster, schaffen Sie Durchzug. Der Rauch entweicht und trägt die unerwünschten Energien, die das Räucherwerk gelöst hat, mit sich hinaus.

Dank:
Energie löst sich nicht in nichts auf, sondern transformiert sich. Das ist ein Naturgesetz. Für mich stimmt es, wenn ich mich zum Schluss für diese Transformation und Reinigung bedanke – bei der Schöpfung, den geistigen Helfern oder wem auch immer, das spielt keine Rolle. Mir ist es ein Bedürfnis, meine Wertschätzung für diesen Prozess auszudrücken.

Eigenschaften der Haupträuchermittel

Weihrauch:
Viele kennen ihn aus der Kirche, den Weihrauch. Manche verbinden ihn mit unangenehmen Erinnerungen aus der Kindheit: «Sonntags muss man in die Kirche und stillsitzen!»
Hauptsächlich aus der christlichen Tradition bekannt, ist der Weihrauch das Räuchermittel schlechthin. Es gibt im Grunde kein stärkeres Räucherwerk, das so wirkungsvoll reinigt. Nicht umsonst wird Weihrauch bis heute in den Kirchen verwendet! Ob sein Duft nun angenehm oder penetrant ist, hängt meistens von den eigenen mentalen Verknüpfungen ab und ist Geschmackssache. Wenn Sie den Duft des Weihrauchs schätzen, haben Sie mit ihm einen starken Helfer zur Hand.
Ich verwende eigentlich bei jedem Räuchern Weihrauch, entweder in einer Mischung oder ich lege zuerst etwas Weihrauch auf die Kohle, um die Atmosphäre gründlich zu reinigen, und räuchere erst danach Kräuter oder Hölzer.
Je nach Herkunft ist Weihrauch sehr unterschiedlich. Indischer Weihrauch ist etwas süsser als der eher herbe arabische. Sie finden den Weihrauch im Verkauf in grossen Tränen oder kleinen

Granen (kleine Tropfen). Die Qualitätsunterschiede bestehen hauptsächlich in der Grösse der Harzstücke. Tränen sind wertvoller als die kleinen Granen und oft auch satter in der Duftentfaltung, nicht in der Rauchentwicklung. Qualitätsunterschiede beim Räuchervorgang selbst habe ich keine nennenswerten feststellen können. Weihrauch reinigt so oder so intensiv. Die Qualitätsunterschiede bestehen also vermutlich rein in der Duftentfaltung. Grosse Tränen riechen oft weicher, sanfter, angenehmer als die Granen – sofern dies überhaupt die richtigen Adjektive für den starken Weihrauch sind. Idealerweise testen Sie persönlich die Weihraucharten der verschiedenen Länder und verwenden sie (intuitiv) je nach Anliegen und Vorlieben.

Kräuter und Hölzer:
Während Harztränen eher langsam verbrutzeln, brennen und verglühen Kräuter und Hölzer ziemlich schnell auf der Räucherkohle. Dies kann zu einem brenzlig riechenden, unangenehmen Rauch führen. Schieben Sie verglühtes Räucherwerk rechtzeitig runter von der Kohle, um diese eher unangenehme Nebenwirkung möglichst einzudämmen.
Kräuter und Hölzer bieten eine fantastische Vielfalt. Schamanen sagen, die Seele der Pflanze

werde beim Räuchern transformiert und während des Verglühens in feinstofflichere Energie gewandelt. Somit eignen sich grundsätzlich alle Pflanzen zum Räuchern, selbst unsere einheimischen Gartenkräuter und Waldpflanzen. Auch hier lautet meine Empfehlung: Probieren Sie alles aus, was Ihnen begegnet. Gehen Sie in den Garten, sammeln Sie auf der Wiese und legen Sie ein Kraut nach dem anderen auf die Kohle. Testen Sie die Gerüche und Ihre Reaktionen darauf.

Weisser Salbei als Räucherbündel:
Während meiner jahrelangen Anwendung des Räucherns habe ich festgestellt, dass der weisse Salbei sich sehr eignet, um an der Aura eines Menschen zu arbeiten. Weisser Salbei reinigt ähnlich wie Weihrauch, nur sanfter. Salbei trägt mehr Lichtaspekte in seiner Wirkung. Er ist sehr heilsam, wie ein Seelenschmeichler.
Bei Süchten hilft es, die Aura regelmässig mit weissem Salbei von unten nach oben auszuräuchern. Sie können Ihre eigene Aura selbst behandeln, aber noch einfacher geht es zu zweit: Lassen Sie den Räucherbündel erst auf Höhe der Füsse rauchen und wandern Sie dann mit ihm langsam nach oben, während Sie die zu behandelnde Person umgehen. Führen Sie den Räucherstick wie in einer Spirale nach oben bis zum Scheitel.

ABC einzelner Räuchermittel

Alant: Wurzel gehackt, Symbol der Sonne, wirkt aufheiternd und erhellend, warm, erinnert an Sonnenstrahlen und einen warmen Frühlingstag.

Agarholz/Adlerholz/Oud: edel, duftet süsslich und dennoch erdig, eher seltenes Holz und deshalb etwas teurer, ideal zur Meditation und für Liebesangelegenheiten, gibt es auch in Räucherstäbchen und ist ebenfalls fein für zwischendurch. Achtung: Duft wird oft synthetisch nachgemacht!

Amber: früher tierischer Herkunft, heute ist Amber eine Kräutermischung, oft aus ayurvedischer Tradition, aphrodisierende Wirkung, warmer, einhüllender Duft, anziehend und erotisierend.

Anantamul: süss und balsamisch, stärkend, erinnert an Karamell, ayurvedisch, Wohlfühlduft.

Baldrianwurzel: magische Tradition, Resonanz zum Mond, auch Mondwurz oder Katzenkraut genannt, Türöffner zur Anderswelt, beruhigend, riecht etwas streng und bitter, nicht für alle Nasen angenehm.

Beifuss: germanisch, keltisch, aber auch tibetische Tradition, Jahreswende-Räucherung, Heilkraut, reinigend, schützend, vor allem in Kombination mit Wacholder für «Seelenflug» geräuchert, schamanische Reisen.

Benzoe Siam: Konzentration auf Innenwelt, ankommen, entspannend, reinigend, Meditation, mit Vanillenote, vorsichtig dosieren!

Bernstein: eigen und streng im Duft, vorsichtig dosieren, heilsam gerade für Atemwege, Sphärenöffner, dem Sonnengott gewidmet.

Bilsenkraut: «Drachenpflanze» oder «Wahnsinnspflanze» genannt, Visionen, Orakel, Trance und mediale Sitzungen, ehemals auch von den Druiden eingesetzt für Jenseitsreisen.

Bodhi-Baum: buddhistisch, atmosphärenreinigend, holzig-süss, aromatisch, Zugang zu feineren Ebenen, Meditation.

Boswelia Serrata oder indischer Weihrauch: frisch, balsamisch, reinigend, vertreibt niedere Wesenheiten, unterstützt Diäten.

Copal: allgemein reinigend und schützend vor

Krankheiten und Dämonen, duftet sehr heilsam, klärt den Geist, für Konzentration und Fokussierung, tut der Seele gut.

Damiana: sehr aromatisches Kraut, indianisch, aphrodisierend, krautig, süss, stimmungsaufhellend, krampflösend, Venusräucherung, ideal für Liebesangelegenheiten.

Dammar: Engelsduft, aufhellend, Antidepressiva, lichtvoll, zitronig, ätherisch, höhere Wahrnehmung.

Drachenblut: verstärkt andere Räucherungen, kleine Prise genügt, stabilisierend, schützend, riecht streng, gegen Negativität mit der «Kraft des Drachens», keine Alleinräucherung.

Eiche: oft als Stückchen der Rinde geräuchert, kräftigend, erdend, verankernd, verwurzelnd, heilig bei Kelten, Griechen, Römern und Germanen, für Flexibilität trotz Stärke, Beständigkeit, herb, holzig, warm.

Eisenkraut: magisch, Venusräucherung, Herzensangelegenheiten, fördert Wohlstand, riecht nach Laubfeuer, herbstlich, gegen Müdigkeit und Desinteresse.

Elemi: frische geistige Kraft, energetisierend, als Paste nicht ganz einfach in der Anwendung, öffnet Blick in höhere Welten, riecht waldig, frisch und erhellend.

Eukalyptus: Erfrischung pur, Kopf-Duft, atmosphärenreinigend, hilft loszulassen, klärend, minzig, herb und krautig.

Galgant: nach Hildegard von Bingen vitalisierend, ayurvedisch für geistige Klarheit, sanft-würzig, tut einfach gut!

Guggul: energetisierend, stärkend, ayurvedisch gegen Erkältung, Abendräucherung für tiefen Schlaf.

Ingwer: aktivierend, fördert inneren Wachstum, scharf, klärend, gegen Kälte, bringt Bewegung, für Tatkraft, aromatisch mit leichter Fruchtnote.

Iris: meistens als Wurzel, reinigend, hilft loszulassen, unterstützt Sensibilität, für Feingefühl, mildert seelische Belastungen, gegen Blockaden, harmonisierend, nervenstärkend.

Jasminblüten: göttliche Liebesräucherung, Herzensangelegenheiten, lieblich und verführerisch, femininer Geruch, im Vergleich mit dem Duft frischer Blüten jedoch enttäuschend.

Kamillenblüten: sanfter Heiler, harmonisierend, krautig, süsslich, beruhigend und ausgleichend, unverkennbarer Kamillenduft.

Kampfer: fegt Negativität weg, klärend, frisch, belebend, befreiend, fast beissender Rauch, für geistige Klarheit, hemmt sexuelles Verlangen, beruhigt für Meditation. Vorsicht, nach Hautkontakt gründlich waschen und nicht in die Augen reiben!

Labdanum: zauberhafter Duft, öffnet die Sinne für sich selbst und andere, für Empathie, süss, warm und balsamisch, wird der Liebesgöttin Aphrodite zugeschrieben.

Lavendelblüten: fröhlich, frisch, für Harmonie und Gleichgewicht auf allen Ebenen sowie für Mensch und Raum.

Lemongras: zitronig, anregend, konzentrationsfördernd, aufmunternd.

Mastix: sanft, harzig, zitronig, frisch, öffnet die Kanäle für feinere Wahrnehmungen und befreit von negativer Energie, Harz des Pistazienbaumes, Räuchermittel mit langer Tradition.

Mistel: magisch, Pflanze der Druiden, «Universalheilmittel», Glücksbringer, entspannend, beruhigend, krautig.

Moschuskörner: dunkel, süss, tiefgründig, körperlich, befreit von Kontrolldrang, schafft Zugang zu Gefühlen, gegen Unlust und Antriebsschwäche, Körperliches kommt in Fluss, mindert zu massive mentale Abgrenzung.

Myrrhe: klärend, verändert Sichtweise, Verwurzelung, würzig, warm, erdig, Falsches darf wegfallen, Illusionen verschwinden.

Myrte: aromatisch und frisch mit leichter Weihrauchnote, orakeln, für Trance, für universelle Liebe und Schönheit, zarter Zauber des Neubeginns.

Neem: krautig und herb, ayurvedisch, erden und reinigen, frisch, gegen Krankheit und für Reinheit, ideal für Räucherungen in Krankenzimmern.

Nelken: würzig, aromatisch, stärkt Gedächtnis

und klärt den Geist, nach Hildegard von Bingen gegen Kopfschmerzen.

Olibanum (Weihrauch): stark reinigend, traditionell, begünstigt die Kommunikation zu höheren Wesenheiten dank der Klärung, je nach Herkunft variiert der Duft, mal herb-würzig, mal mit leichter Zitrusnote.

Opoponax: schützt die Aura, stärkt die Wahrnehmung, bitter-süss, etwas streng im Geruch, deshalb ideal für Räuchermischungen.

Palo Santo: himmlischer Holzduft, das «Sandelholz Südamerikas», harmonisierend, Schutz, Liebeszauber, würzig-warm, ideal auch für Meditationen.

Patchouliblätter: aphrodisierend, herb-süss, entspannend, sinnlich, zentrierend im Moment, ayurvedisch auch reinigend, gegen Insekten.

Pfefferminze: schärft den Geist, beruhigt die Nerven, hält Böses fern, klärend und desinfizierend, ist trotz dem erfrischenden Duft gut für vor der Meditation, da konzentrationsfördernd, frisch und belebend, Vorsicht: riecht besonders schnell verbrannt!

Rosenblüten: Romantik und Herz pur, besänftigend für das Gemüt, harmonisierend und entspannend, aromatisch-süss, wärmend, erinnert im Duft an frische Rosen.

Sage/Präriebeifuss: Raumreinigung, Schutz, stärkend, indianisch und schamanisch, für Schwitzhüttenrituale, krautig, intensiv, wärmend.

Sal: aphrodisierend, ayurvedisch, Astralreisen, gegen böse Geister, buddhistisch (Buddha sei unter einem Sal-Baum geboren worden und gestorben), erfrischend, erhebend, etwas harzig, aromatisch.

Sandarak: einstimmend für Meditationen, Stress loslassen, Abendräucherung, harzig, mild, auch gegen Erkältungen.

Sandelholz: harmonisierend, warm, Klassiker für Meditationen, erhebend, sanft, entspannend, Seelenschmeichler und Tröster.

Styrax: aromatisch, betörend, süss, schwer, entspannend, Abendräucherung, gegen den Tagesballast, fördert Romantik, herzöffnend.

Thymian: desinfizierend, reinigend, unterstützt die Entscheidungskraft, ayurvedisch, anregend, frisch-würzig.

Tonkabohnen: Glücksbohne, weich, sanft, Vanille- und Mandelnote, Wohlfühlduft, aufhellend.

Vetivergras: aromatisch, erdig, unterstützend, Geist und Aufmerksamkeit stärkend, steigert die Wahrnehmung, Weihung, führt zu den Wurzeln, ausgleichend und entspannend.

Wacholder: starke Reinigung, ideal in Kombination mit Weihrauch oder Salbei, süss und herb zugleich, gegen böse Geister, schamanisch.

Weisser Salbei: sanfte Reinigung, heilsam, Aurareinigung, seelisch aufbauend, hilft loszulassen, gegen Süchte, würzig, herb, die Stängel riechen geräuchert süsser als die Blätter.

Yerba Santa: heiliges Kraut, wohlriechend, wärmend, aufhellend, liebevoll transformierend, Friedensräucherung.

Zedernholz: stärkend, unterstützt die Tatkraft und den Antrieb, gegen Insekten und Motten, süss-aromatisch, nur leicht holzig.

Zimbtlüte und -rinde: würzig, wärmend, einhüllend, beschützend, gut zu mischen mit Harzen und Kräutern, für Wohlfühlstimmung, wird dem Männlichen zugeschrieben, Weihnachtsmischung, einnehmend.

Zitronenmelisse: beruhigend, stärkt das Nervensystem, mildert (Prüfungs-)Ängste und Anspannung, geistig stärkend, zitronig-würzig mit wenig Holznote.

Räucherwerk nach Themen

Aphrodisierend:
Amber
Damiana
Patchouliblätter
Pushkara
Rosenblüten
Sal

Entspannung:
Baldrian
Benzoe Siam
Mistel
Palo Santo
Rosenblüten
Sandelholz
Zitronenmelisse

Erhellend, wärmend, wohlfühlen:
Alant
Agarholz
Anantamul
Bodhi-Baum
Damiana
Dammar/Damar
Elemi
Galgant

Ingwer
Iriswurzel
Jasminblüten
Kamillenblüten
Labdanum
Lavendelblüten
Lemongras
Mistel
Moschuskörner
Myrrhe
Nelken
Palo Santo
Sandelholz
Tonkabohnen
Tulsi/Holy Basil
Yerba Santa
Zimt
Zitronenmelisse

Liebe & Romantik:
Damiana
Dammar/Damar
Eisenkraut
Jasminblüten
Labdanum
Moschuskörner
Myrte
Palo Santo

Styrax
Yerba Santa

Magie & Schamanismus:
Baldrian
Beifuss
Bernstein
Bilsenkraut
Drachenblut
Elemi
Erdrauchkraut
Mistel
Myrte
Sal
Wacholder

Meditation:
Agarholz
Benzoe Siam
Bernstein
Bodhi-Baum
Copal
Dammar/Damar
Iriswurzel
Mastix
Myrrhe
Palo Santo
Pfefferminze

Sal
Sandelholz

Reinigung:
Beifuss
Benzoe Siam
Copal
Eisenkraut
Erdrauchkraut
Eukalyptus
Iriswurzel
Kampfer
Mastix
Neem
Olibanum/Weihrauch
Pfefferminze
Sage/Präriebeifuss
Wacholder
Weisser Salbei

Schutz:
Copal
Drachenblut
Olibanum/Weihrauch
Opoponax
Tulsi/Holy Basil

Stärkend:
Anantamul
Eichenrinde
Elemi
Galgant
Guggul
Ingwerwurzel
Neem
Nelken
Pushkara
Thymian
Vetivergras
Zedernholz
Zitronenmelisse

Und klar: Bei körperlichem Unwohlsein ersetzt das Räuchern niemals die Konsultation beim Arzt.

Bitte räuchern Sie immer mit einem gewissen Mass Respekt. Wie wir wissen: Feuer reinigt, kann aber auch verschlingen.

Viel Vergnügen beim Ausprobieren!

Tanja Alexa Holzer

Tanja Alexa Holzer ist Autorin, Texterin, Korrektorin, Coach und Verlegerin. Sie schreibt eigene Bücher, einen Blog und unterstützt Autoren in der Schweiz auf dem Weg zu ihrer eigenen Publikation.

Seit 2008 arbeitet sie unter dem Namen Wortfeger und gründete 2011 die Wortfeger Media GmbH.

www.Wortfeger.ch
www.facebook.com/wortfeger

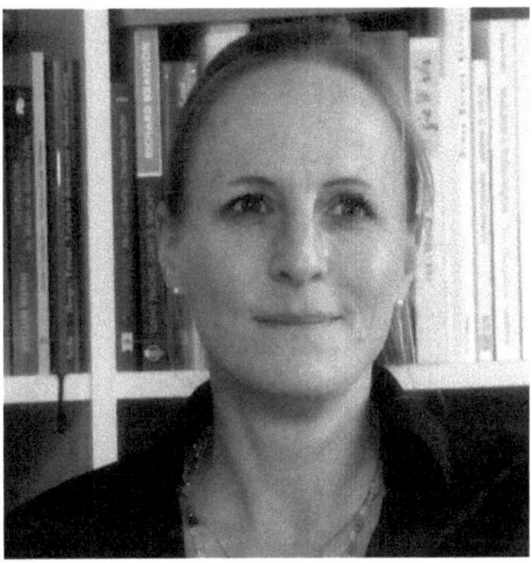